BEI GRIN MACHT SICH IHR WISSEN BEZAHLT

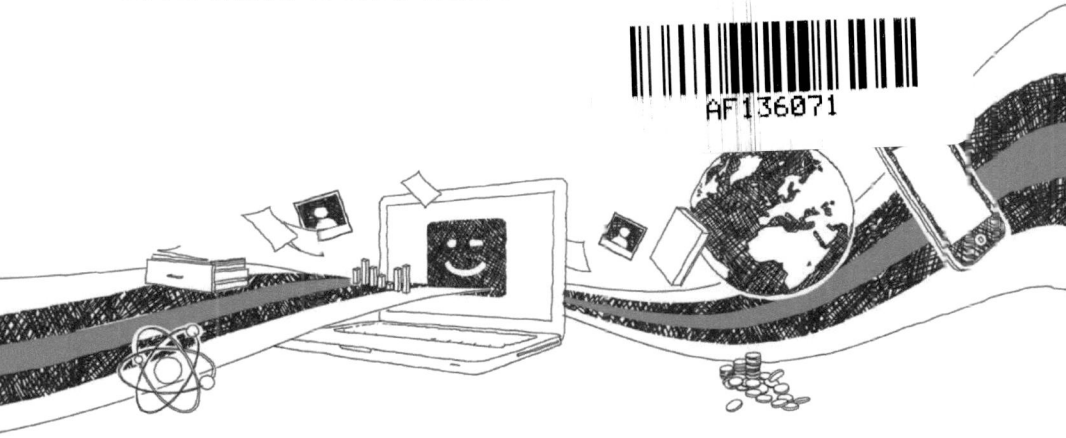

AF136071

- Wir veröffentlichen Ihre Hausarbeit, Bachelor- und Masterarbeit

- Ihr eigenes eBook und Buch - weltweit in allen wichtigen Shops

- Verdienen Sie an jedem Verkauf

Jetzt bei www.GRIN.com hochladen und kostenlos publizieren

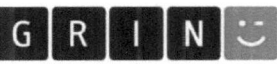

Allgemeine und spezielle Mundpflege. Praxisanleitung in der stationären Pflege

Sandra Mahncke

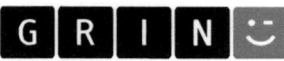

Bibliografische Information der Deutschen Nationalbibliothek:

Die Deutsche Nationalbibliothek verzeichnet diese Publikation in der Deutschen Nationalbibliografie; detaillierte bibliografische Daten sind im Internet über http://dnb.d-nb.de abrufbar.

ISBN: 9783346623669
Dieses Buch ist auch als E-Book erhältlich.

Druck und Bindung: Books on Demand GmbH, Norderstedt Germany
Gedruckt auf säurefreiem Papier aus verantwortungsvollen Quellen

Das vorliegende Werk wurde sorgfältig erarbeitet. Dennoch übernehmen Autoren und Verlag für die Richtigkeit von Angaben, Hinweisen, Links und Ratschlägen sowie eventuelle Druckfehler keine Haftung.

Das Buch bei GRIN: https://www.grin.com/document/1188451

Inhalt

1 .Einleitung

Ich bin Sandra Mahncke (23 Jahre) und habe seit November 2008 das Examen zur staatlich anerkannten Altenpflegerin. Nach meiner Ausbildung arbeitete ich bis Dezember 2010 als examinierte Pflegefachkraft in einer Senioreneinrichtung in Hamburg. Seit Januar 2011 bin ich als Assistenz der Pflegedienstleitung und als Praxisanleitung in der Senioreneinrichtung tätig. Ich absolvierte die staatlich anerkannte Weiterbildung zur verantwortlichen Pflegefachkraft im Juni 2011 und begann im Oktober 2011 mit dem berufsbegleiteten Studium Sozial- und Gesundheitsmanagement an der Universität Hamburg.

Die Senioreneinrichtung bietet Einzelzimmer und Appartements für alleinlebende Senioren und Ehepaare an. Es können insgesamt 159 Bewohner in der Senioreneinrichtung versorgt und betreut werden. Die Anlage hat eine hauseigene Küche, eine Betreuungsgruppe für demenziell erkrankte Bewohner und ist aufgeteilt in 3 Wohnbereiche. Insgesamt sind 150 Mitarbeiter in der Senioreneinrichtung beschäftigt und versorgen die Bewohner des Hauses mit einer liebevollen, offenen und zugewandten Art und Weise. Jeder neue Bewohner und jeder neue Mitarbeiter fühlt sich sofort herzlich aufgenommen in der Einrichtung und spiegelt diese Herzlichkeit mit positiven Rückmeldungen zurück.

In meiner Ausbildung und darauffolgende Berufspraxis habe ich erfahren und einen großen Einblick bekommen, dass die Mundpflege nicht den großen Wichtigkeitsgrad und Stellenwert in der Pflege hat, wie es eigentlich sein sollte. Vielen Pflegefachkräften ist nicht klar, dass sie bei der Durchführung der Mundpflege in den Intimbereich des Bewohners eindringen. Daraus folgt, dass sie den Bewohner durch plötzliches Eingreifen in die Mundhöhle verschrecken und dieser die Abwehrspannung einnimmt. Daraufhin deuten die Pflegefachkräfte kein Einverständnis und dokumentieren die Ablehnung der Mundpflege in der Dokumentationsakte. Eine weitere Erkenntnis ist, dass die Inspektion überwiegend ohne Taschenlampen durchgeführt wird und somit erst Erkrankungen festgestellt werden, wenn sie schon fortgeschritten sind.

Aus den genannten Gründen und Erkenntnissen möchte ich das Thema der Mundpflege meinen Auszubildenden von Anfang an ans Herz legen, damit sie für weitere Auszubildende ein Vorbild sind und ihrem weiteren Berufsleben eine fachlich korrekte, bedürfnisorientierte Mundpflege an Bewohnern, Klienten oder durch Patienten durchführen.

2. Fachlicher Teil

2.1 Aufgaben des Mundes

Die Aufgaben des Mundes bestehen darin, um Essen und Trinken aufnehmen zu können, Nahrungsmittel zu Zerkleinern in einen halbflüssigen Speisebrei, Sprechen und Atmen. Des Weiteren dient der Mund um Kontakte mit anderen aufbauen zu können.

2.2 Erkrankungen des Mundes

Zu den Erkrankungen des Mundes zählt die Stomatitis (Mundschleimhautentzündung). Symptome der Stomatitis sind gerötete, geschwollene Schleimhäute sowie brennende Schmerzen, Mundtrockenheit und Mundgeruch.

Eine weitere Erkrankung sind die Mundaphten (Virusinfektion der Mundschleimhaut). Mundaphten sind kleine rundliche Erosionen, welche einzeln oder gehäuft an Zunge, Zahnfleisch, Gaumen oder Wangenschleimhaut auftreten. Sie verursachen starke Schmerzen und können zur Nahrungsverweigerung führen.

Die Parotitis ist eine Entzündung der Ohrspeicheldrüse und macht sich bemerkbar durch starke Schmerzen und geschwollene Ohrspeicheldrüsen.

Rhagaden sind schmerzhafte Einrisse an Mund- und Nasenwinkel.

Soorbefall ist eine Infektion der Mundschleimhaut und an einen festhaftenden, grau-weiß fleckigen Belag zu erkennen.[1]

---

[1] Franz, M. – Juni 2010 – Fortbildung für Pflegende – Mundpflege Soor- und Parotitisprophylaxe – Seminarunterlagen der Senioren – Wohnanlage Mümmelmannsberg, Seite 1, Seite 2

2.3 Gefährdete Personen für Munderkrankungen

Gefährdet für Munderkrankungen sind Personen mit gestörter Nahrungsaufnahme, Appetitlosigkeit, fehlendem Speichelfluss, Schluckstörungen, Sondenernährung, überwiegender Mundatmung und / oder mangelnde Flüssigkeitszufuhr.

2.4 Tipps zum Anregen der Speichelproduktion

Zum Anregen der Speichelproduktion gibt es den künstlichen Speichel (Glandosane), ein gefrorenes Ananasstück zum Lutschen oder Betupfen der Wangentaschen mit Zitronensaft.

Zum Anregen der Kautätigkeit haben Fruchtgummis, Backobst oder trockene Brotrinde eine gute Wirkung.

2.5 Allgemeine Tipps der Mundpflege

> Trockene Raumluft kann mit Wasserdampf, nassen Tüchern und Verneblern angefeuchtet werden
> Bei Entzündungen eignen sich vor allem Salbei und Kamille
> Zum Ablösen von Borken und Belägen haben sich Butter, geschlagene Sahne oder Vitamin-Brausetabletten bewährt
> Geeignet für Lippen und Zunge sind geschmacksneutrale Öle (reines Mandelöl) sowie neutraler Lippen- und Nasenbalsam (unparfümierte Ringelblumensalbe), zum Auftragen eignen sich Watteträger, Spatel und St ltupfer)[2]

2.6 Unterschied allgemeine und spezielle Mundpflege

Allgemeine Mundpflege umfasst die Unterstützung bei den täglichen Maßnahmen der Mundpflege (morgens, mittags, abends), die der Bewohner selbst ausführt, wie z.B. Zähne putzen, Zahnprothesen reinigen und Mund ausspülen.

---

[2] http://www.passail.eu/krankenpflege/mundpflege.htm , Seite 2, März 2011, ''Pflege Heute'' - Urban & Fischer Verlag – ISBN 3-437-55030-6

Die spezielle Mundpflege wird bei den Bewohnern ausgeführt, bei denen die allgemeine Mundpflege nicht mehr ausreicht um Erkrankungen vorzubeugen oder eventuell bestehende Erkrankungen zu behandeln.[3]

2.7 Die Mundpflege

Der Mund ist ein zentraler Teil des Gesichts, eine Körperöffnung, ein Ausdruckmedium und eine Intimregion. Die vorsichtige, rücksichtsvolle und einfühlsame Vorgehensweise ist daher unumgänglich. Sobald man diese Prinzipien nicht einhält, gelangt der Bewohner in eine Abwehrspannung und verschließt somit den Mund. Bei bettlägerigen Bewohnern, bei denen eine Aspirationsgefahr besteht, wird die spezielle Mundpflege in Seitenlage durchgeführt. Grund dafür ist, dass der Speichelsee in der Wangentasche aufgefangen wird. Bei bettlägerigen Bewohnern wird ein Mundpflegetablett (mit Klemme, Tupfer, Taschenlampe, Spatel, Behälter mit Deckel für Spüllösung, Nierenschale) bereitgestellt.

Die Mundpflege beginnt niemals an den Lippen, sondern weit außerhalb des Gesichts. Um den Bewohner nicht in eine Abwehrspannung zu versetzen, führt die Pflegefachkraft die Begrüßung und die Einleitung durch eine Berührung der Schulter des Bewohners durch. Anschließend wird der Bewohner über Berührung der Triggerpunkte um Einlass in den Mund gebeten (os mastoideus, Wangen und nahe des Mundwinkels über / unter der Lippe). Sobald der Bewohner den Mund öffnet führt die Pflegefachkraft die Inspektion der Mundhöhle mit ausreichender Beleuchtung (zum Beispiel Taschenlampe) durch. Um genaue Inspektion durchführen zu können, wird die Zunge und die Wange mit einem Spatel abgehalten. Nach der Inspektion nimmt die Pflegefachkraft einen Pflaumentupfer und befestigt diesen in der Klemme. Der Tupfer muss die Klemme vollständig umschließen um Verletzungen zu vermeiden. Der Tupfer wird z.B. in Kamillentee (wirkt entzündungshemmend) getaucht und am Gefäßrand leicht ausgedrückt. Dann beginnt die Pflegefachkraft mit sorgfältigem Auswischen der Mundhöhle (pro Wischgang 1 Tupfer). Anhaftende Beläge können mit Glycerin- oder Lemonsticks

---

[3] Verlag Dr. Büchner, F. / Handwerk und Technik GmbH – Zenneck (Hrsg.) Altenpflege in Lernfeldern – Pflegepraxis und medizinische Grundlagen – Spezielle Mundpflege – Pflegestandard, Seite 2, Seite 3, März 2011

gelöst werden, aber nur wenn keine offenen Steller der Mundschleimhaut bestehen. Die Kieferaußen- urd innenseite des Oberkiefers werden von hinten nach vorne, d.h. von der Wangentasche zur Mundmitte gereinigt. Dieser Vorgang wird beim Unterkiefer wiederholt. Dann wird die Oberseite der Zunge vom Rachenraum zur Mundmitte abgewischt, anschließend folgt die Unterseite der Zunge. Zum Abschluss der speziellen Muncpflege führt die Pflegefachkraft eine Kontrolle mit Taschenlampe und Holzspatel der Mundhöhle durch. Bei trockenen Lippen werden Lippenpflegestifte oder bevorzugte fettende Cremes verwendet. Anschließend wird dem Bewohner zu trinken angeboten. Durchgeführte Maßnahmen und ermittelte Beobachtungen werden von der Pflegefachkraft dokumentiert.[4]

3. Pädagogischer Teil

3.1 Aufgaben einer Praxisanleitung

Die Praxisanleitung hat die Aufgaben alle Handlungskompetenzen den Auszubildenden näher zu bringen und zu fördern. Die Handlungskompetenzen bestehen aus Fachkompetenz, Sozialkompetenz, Methodenkompetenz und Personalkompetenz.

Die Fachkompetenz beinhaltet zum Beispiel das Aufbauen des Fachwissens, System- und Prozessabläufe kennen, zielgerichtet Arbeiten, Problemlösungen und Arbeitsschritte festlegen, Arbeitsverfahren und Hilfsmittel auswählen, Fachsprache anwenden und Arbeitsergebnisse kontrollieren.

Die Methodenkompetenz beinhaltet zum Beispiel selbstständig Entscheidungen zu treffen, zielgerichtet Arbeiten, selbstständig planen und durchführen, Lösungsstrategien entwickeln, Probleme eingrenzen, Realisierbarkeit erkennbarer Lösungen abschätzen und Infos selbstständig beschaffen.

Die Sozialkompetenz beinhaltet zum Beispiel Teamfähigkeit, kooperatives Arbeiten, Toleranz, sachliches Argumentieren, Probleme erkennen und zur Lösung beitragen, Rücksicht nehmen, sich in Gruppendynamische Prozesse integrieren, Kooperation

---

[4] Franz, M. – Juni 2010 – Fortbildung für Pflegende – Mundpflege Soor- und Parotitisprophylaxe – Seminarunterlagen der Senioren – Wohnanlage Mümmelmannsberg, Seite 1, Seite 2

fördern, Kritik fair üben und eigene Interessen gegenüber Gesamtaufgabe und dem Arbeitsteam zurückstellen können.

Die Personalkompetenz beinhaltet zum Beispiel Zuverlässigkeit, Verantwortungsbewusstsein, Einsatzfreude, Sorgfalt, eigene Stärken und Schwächen erkennen, Bereitschaft zur Fort- und Weiterbildung entwickeln, Bedürfnisse und Interessen artikulieren, Selbstvertrauen und Selbstbewusstsein zeigen, Ausdauer zeigen, mit Spannungen umgehen können und kreativ sein.[5]

Diese Eigenschaften und Fähigkeiten der genannten Handlungskompetenzen sind miteinander verknüpft und bauen aufeinander auf.

3.2 Das Vier-Stufen Modell

Die Vier-Stufen Methode wurde speziell für die betriebliche Unterweisung entwickelt. Das Ziel ist, komplexe Arbeitsvorgänge, die für die Auszubildenden neu sind, zu vermitteln.

1 . Stufe: Vorbereiten
2 . Stufe: Vormachen
3 . Stufe: Eigenes Ausführen
4 . Stufe: Abschließen und Anerkennen

In diesen vier Stufen werden Übende von ausgebildeten Praxisanleitern, Mentoren und Pflegefachkräften mehrmals nacheinander trainiert.

Die **erste Stufe** wird als Vorbereiten bezeichnet und besteht aus:
➢ sich selbst vorbereiten
➢ klare Ziele, Lernziele erarbeiten

➢ Arbeitsvorgang zergliedern in:
• Lernabschnitte (WAS?)
• Kernpunkte (WIE?)
• Begründung (Warum?)

---

[5] www.projekt-eloq.de/didaktische-szenarien/didaktische-szenarien/handlungskompetenzen

- ➢ Umfeld:
  - genügend Zeit reservieren
  - beteiligten Patienten/Kunden evtl. mit einbeziehen, Einverständnis
  - Arbeitsplatz vorbereiten
  - Hilfsmittel bereitstellen
  - Störungen ausschalten

- ➢ Auszubildende:
  - Arbeit genau bezeichnen
  - Vorkenntnisse feststellen
  - Interesse wecken
  - geeigneter Zeitpunkt
  - Selbstvertrauen stärken
  - Motivation

Die **zweite Stufe** wird als Vormachen bezeichnet und besteht aus:
- ➢ Erklären, in welchem Zusammenhang die Aufgabe steht
- ➢ die Arbeit dreimal vormachen:
1. Im Zusammenhang ohne Unterbrechung um das Wissen vom richtigen Ablauf und Tempo zu vermitteln
2. In Schritten anleiten und erklären
3. Im Zusammenhang und nur noch wesentliches erklären

- ➢ dabei oder danach auch:
  - auf Unfallgefahren und Fehlermöglichkeiten hinweisen
  - alle Aspekte begründen

- ➢ wenn nötig, mehr als dreimal wiederholt vormachen
- ➢ eventuell weitere Gelegenheit zum Beobachten geben, ohne dabei Druck auszuüben
- ➢ diese Stufe mit Verständnisfragen abschließen

Die dazugehörige Lernform von Stufe 2 ist das Lernen am Modell und das Nachahmen.

Die **dritte Stufe** wird als Ausführen lassen bezeichnet und besteht aus dem Handeln des Auszubildenden unter Aufsicht/Kontrolle der Praxisanleitung.

1 . Erste Ausführung
  ➢ Anforderungen an das Arbeitsergebnis beschreiben lassen
  ➢ Geduld haben und wiederholen
  ➢ Übungsmaterial oder Probeauftrag geben
  ➢ Eventuell werden in dieser Phase verschiedene Teilschritte separat geübt

2 . Zweite Ausführung
  ➢ Als Hilfe Gedächtnisstützen geben
  ➢ Ausführung beobachten und gröbere Fehler sofort korrigieren
  ➢ Arbeit ausführen lassen und erst danach erläutern lassen
  ➢ Verständnislücken finden und schließen

3 . Dritte Ausführung
  ➢ Ablauf soll zügig bewältigt werden
  ➢ Arbeit ausführen lassen
  ➢ Nur nötigenfalls korrigieren und im Nachhinein auf Verbesserungsmöglichkeiten hinweisen
  ➢ Alle Lernabschnitte, Kernpunkte und Begründungen danach benennen lassen
  ➢ Gezielte Kontrollfragen, auch nach den nicht eingetretenen Komplikationen

Die dazugehörige Lernform von Stufe 3 ist instrumentelles Lernen und praktisches Üben.

Die **vierte Stufe** wird als Abschließen bezeichnet und fördert den Schüler zum selbstständigen Üben und zum sicher werden in der Arbeit.

Die vierte Stufe beinhaltete:
  ➢ Arbeit versuchen lassen, ohne sie erklären zu müssen
  ➢ Nur bei ganz entscheidenden Fehlern eingreifen
  ➢ Selbstständig Üben lassen

> Nur noch Stichproben durch führen (Anfangs öfters)

> Fragen und Fragen lassen ohne schulischer Druck aufzubauen

Wenn nötig oder gewünscht zurück zur Stufe 3 (eventuell wiederholen lassen).

> Übungsfortschritte beobachten

> Anerkennen

> Mitteilen wer später helfen kann

> Fortsetzung bis keine Fehler mehr vorkommen

Die dazugehörige Lernform von Stufe 4 ist Lernen am Erfolg.[6]

3.2.1 Vor- und Nachteile des Vier-Stufen Modells

Vorteile:

> Kombination aus verschiedenen Lernkanäler

> Das Lernen durch Fehlermachen wird ermöglicht

> Sehr strukturiertes Vorgehen möglich

Nachteile:

> Für intellektuellen Lernstoff ungeeignet

> Relativ Zeitintensiv

3.3 Theoretische Allgemeininformationen und Vorstellung der Auszubildenden

Eine Praxisanleitung hätte verschiedene Möglichkeiten Praxisaufträge zu erteilen:

Möglichkeit 1:

Die Praxisanleitung könnte einen Fragebogen zu den Themen allgemeine und spezielle Mundpflege, Erkrankungen des Mundes und Aufgaben des Mundes erstellen und die Auszubildende ausarbeiten lassen. Dieser Fragebogen wäre wahrscheinlich mit Spass verbunden und sehr informativ, aber keine geeignete didaktische Form.

---

[6] www.pflegewiki.de/wiki/Vier-Stufen_Methode_der_Anleitung

Möglichkeit 2:

Die Praxisanleitung bereitet sich ausreichend zur geplanten Maßnahme vor, stellt sich folgende Fragen und erstellt die Planung der Auszubildenden.

Was möchte die Praxisanleitung dem Auszubildenden vermitteln?

Welche Ressourcen hat die Praxisanleitung?

Welches Ziel hat die Praxisanleitung?

Welche Hilfsmittel und Materialien benötigt die Praxisanleitung?

Dienstplanung der Auszubildenden?

Die Praxisanleitung analysiert den Lerntyp des Auszubildenden.

Ist der Auszubildende ein auditiver Lerntyp (Lernen durch Hören), ein visueller Lerntyp (Lernen durch Sehen), ein kommunikativer Lerntyp (Lernen durch Gespräche) oder ein motorischer Lerntyp (Lernen durch Bewegung)?

Die Praxisanleitung erfragt das Fachwissen zum Thema allgemeine und spezielle Mundpflege der Auszubildenden.

Aufbau des Mundes?

Aufgaben des Mundes?

Erkrankungen des Mundes?

Gefährdete Personen für Munderkrankungen?

Unterschied allgemeine und spezielle Mundpflege?

Was passiert bei der speziellen Mundpflege?

Wann darf ich die spezielle Mundpflege anwenden/nicht anwenden?

Welche Wirkung hat die Durchführung der speziellen Mundpflege?

Sandra (16 Jahre) hat am 01. August 2011 ihre Ausbildung zur Gesundheits- und Pflegeassistentin begonnen. Vor Beginn der Ausbildung absolvierte Sandra in der Senioreneinrichtung in Hamburg ein Freiwilliges Soziales Jahr, welches ihr sehr gut gefallen hat und sie sich dazu entschied eine pflegerische Ausbildung anzustreben. Sandra ist durch ihre liebevolle, herzliche und ehrliche Art sehr beliebt bei den Bewohnern und be dem Personal der Senioreneinrichtung. Sie ist im Umgang mit unseren Bewohnern sehr einfühlsam, hilfsbereit, geduldig und führt in jedem Dienst eine individuelle bedürfnisorientierte Pflege durch. Sandra ist im praktischen Teil der Ausbildung sehr authentisch und im schulischen Teil sehr bemüht ihr Fachwissen zu stärken und zu erweitern. Ziele von Sandra sind die Verbesserung und Steigerung der Fachkompetenz, Methodenkompetenz, Beobachtungsfähigkeit, das selbstständige berufliche Handeln und der dazugehörigen Problemlösungsfähigkeit.

Sandra wurden die theoretischen Inhalte der Kommunikation (Lernfeld 1), Soor- und Parotitisprophylaxe (Lernfeld 5), Basale Stimulation/Mundpflege (Lernfeld 4) und Hygiene (Lernfeld 3) in der Schule vermittelt.

Nach dem Erfragen der Grundkenntnisse, hat die Praxisanleitung die Aufgabe, dem Azubi einen Praxisauftrag zu erteilen, um die Auszubildende zu einem selbstständigem beruflichen Handeln zu führen und die Beobachtungskompetenzen zu schulen.

Ich erteile Sandra folgenden Praxisauftrag:

Sandra soll zwei Bewohner aussuchen, bei denen vor der morgendlichen Körperpflege die allgemeine Mundpflege durchgeführt wird und zwei bettlägerige Bewohner aussuchen, bei denen die spezielle Mundpflege vor der Ganzwaschung im Bett durchgeführt wird. Sandra soll innerhalb von sieben Tagen die allgemeine und spezielle Mundpflege mit Anleitung, unter Beobachtung und ohne Anleitung selbstständig durchführen und anschließend beurteilen, ob die Maßnahme eine prophylaktische Wirkung ergab und ob das Wohlbefinden positiv beeinflusst wurde.

Es wird mit der Auszubildenden vereinbart, dass sie an den ersten drei Tagen die allgemeine Mundpflege zur Auffrischung (in Praxis schon bekannt) angeleitet bekommt. An den folgenden vier Tagen wird ihr die Methodenkompetenz der speziellen Mundpflege näher gebracht. Am Ende jeden Tages erfolgt ein Reflexionsgespräch. Das Auswertungs-/ Bewertungsgespräch erfolgt in sieben Tagen.

Um den Praxisauftrag zu beginnen, wird Sandra darauf aufmerksam gemacht 2 bettlägerige Bewohner zu wählen und zur Unterstützung der richtigen Bewohnerwahl das Personal zu fragen und die Bewohnerakten zu nutzen.

Des Weiteren unterstützt die Praxisanleitung nach der Bewohnerwahl die Auszubildende mit wichtigen Tipps, Anregungen und Grundregeln, welche sie der Auszubildenden mitteilt.

Kommunikation:

Bei der verbalen Kommunikation ist es grundsätzlich wichtig Störquellen zu vermeiden, wie zum Beispiel Radio oder TV im Hintergrund. Jeder Bewohner wird gesiezt und immer mit dem Namen direkt angesprochen. Es ist wichtig langsam, laut und deutlich zusprechen um die verlangsamte Aufnahmefähigkeit zu beachten. Desorientierte Menschen können sich nicht auf mehrere Anforderungen gleichzeitig einstellen. Es ist daher darauf zu achten kurze einfache Sätze zu bilden. Es ist zu beachten genaue Anweisungen zugeben und alle Maßnahmen vor der Durchführung anzukündigen.

Bei der nonverbalen Kommunikation muss man beachten, dass immer ein Blickkontakt besteht und auf Augenhöhe bzw. auf der gleichen Ebene kommuniziert wird. Das Ausstrahlen von positiven Gefühlen und warmherzigen Zuwendungen wie Lächeln oder auch der Körperkontakt wie liebevolle Berührungen, sanftes Handauflegen auf der Schulter oder ein Streicheln über die Wange sind von wichtiger Bedeutung für Pflegebedürftige. Es ist darauf zu achten die Würde und Individualität jeden Bewohners zu berücksichtigen.

Informationssammlung des Bewohners:

Es ist wichtig den aktuellen Zustand des Bewohners durch Einblick in die Dokumentationsakte zu erfassen, nicht zu vergessen ist das Einbeziehen von biografischen Hintergründen und/oder das Erfragen über die Vorlieben und Abneigungen des Bewohners. Es empfiehlt sich sehr Angehörige in die Pflege mit einzubeziehen.

Zeit:

Da durch einen gestressten Pflegealltag und Personalmangel wenig Zeit zur Verfügung steht, ist es notwendig die aufgewendete Zeit sinnvoll einzubringen. Es sollte nach jeder pflegerischen Versorgung die Mundpflege durchgeführt werden. Für die Durchführung der speziellen Mundpflege werden ca. 10-15 Minuten benötigt.

Aspekte der Regelmäßigkeit:

Das Grundprinzip der speziellen Mundpflege ist das konsequente Beibehalten der Durchführung um die Mundschleimhaut intakt zu halten und eventuell Munderkrankungen vorzubeugen. Insgesamt sollte die spezielle Mundpflege 5 mal pro Tag und nach Bedarf durchgeführt werden.

Dokumentation:

Bei der Durchführung der Maßnahme spezielle Mundpflege ist es wichtig eine kontinuierliche Dokumentation zu führen. Daher ist es Pflicht die Inspektion mit einer Taschenlampe ausführlich durchzuführen um Veränderungen in der Mundhöhle feststellen zu können. Jede kleinste Veränderung muss sofort dokumentiert werden und der schichtleitenden Pflegefachkraft sofort mitgeteilt werden, um rechtzeitig reagieren zu können und die notwendigen Maßnahmen einzuleiten.

Hilfreiche Vorstellungen bei der Mundpflege für Auszubildende:

- Stellen Sie sich vor, Sie gingen zu jemandem zu Besuch
- Sie gehen hin, klopfen an oder läuten und warten bis Ihnen die Tür geöffnet wird
- Sie nähern sich dem Mund
- Lassen am Pflegemittel riechen
- Berühren damit leicht die Lippen
- Lassen kosten und warten
- Sie dringen erst dann in die Mundhöhle vor, wenn der Mund aufgemacht wird
- Öffnet er sich nicht, werden einfach nur die Lippen befeuchtet
- Ein gewaltsames Vorgehen gliche einem Einbruch

3.4 Methodenkompetenzen der Schülerin entwickeln und stärken

1 . Tag der Anleitung: Lernen durch Selbsterfahrung / Spieldidaktik

Am ersten Tag wird die Praxisanleitung die spezielle Mundpflege an Sandra durchführen, um ihr das Gefühl zu geben, wie es ist, wenn eine fremde nicht vertraute Person in den Intimbereich des Menschen eindringt.

2 . Tag der Anleitung: Lernen durch selbstständiges Arbeiten

Am zweiten Tag wird Sandra an zwei Bewohnern bei der morgendlichen Grundpflege die allgemeine Mundpflege unter Anleitung der Praxisanleitung durchführen.

3 . Tag der Anleitung: Lernen am Modell

Am dritten Tag führt die Praxisanleitung die allgemeine Mundpflege und die spezielle Mundpflege an jeweils einen der zwei Bewohner vom Vortag durch. Während der Durchführung erklärt und verdeutlicht die Praxisanleitung die Unterschiede der allgemeinen und der speziellen Mundpflege.

4 . Tag der Anleitung: Selbstständiges Arbeiten unter Anleitung

Am vierten Tag der Woche wird Sandra unter Anleitung der Praxisanleitung die spezielle Mundpflege an bettlägerigen Bewohnern durchführen.

5 . Tag der Anleitung: Selbstständiges Arbeiten unter Beobachtung

Am fünften Tag arbeitet Sandra selbstständig und führt die spezielle Mundpflege unter Beobachtung der Praxisanleitung durch.

6 . und 7 . Tag der Anleitung: Selbstständiges Arbeiten ohne Praxisanleitung

Sandra arbeitet selbstständig ohne Praxisanleitung auf dem Wohnbereich und führt die spezielle Mundpflege an Bewohner durch. Sandra wendet für die Durchführung ihre entwickelten und gestärkten Handlungskompetenzen an.

7 . Tag der Anleitung: Auswertungsgespräch

Das Auswertungsgespräch erfolgt am letzten Tag der Anleitung und dient als Auswertung der geleisteten Arbeit. Im Vordergrund des Gespräches steht das Ziel der Auszubildenden und mein Ziel „die Stärkung und Entwicklung der

Methodenkompetenz. Im Hintergrund steht das Ziel des Bewohners, das Wohlbefinden positiv zu beeinflussen.

Ablauf des Auswertungsgespräches: Ich frage Sandra wie sie sich gefühlt hat während der Anleitungssituation. Was hat sie gut gemacht und was hat sie nicht gut gemacht. Ich warte auf ihre Antworten und mache mir Notizen. Dann beginne ich mit meinem Auswertungsgespräch. Sie ging in jeder Anleitungssituation individuell auf die Wünsche und Bedürfnisse ein. Sandra achtete sehr auf die Hygiene und den einfühlsamen Eingriff in die Intimsphäre der Bewohner (Mundhöhle). Sie führte die allgemeine und spezielle Mundpflege fachgerecht und kompetent durch und strahlte eine sehr hohe Sicherheit in der Durchführung aus.

3.5 Schlussteil/Fazit

Nach dem durchgeführten Anleitungsverfahren habe ich festgestellt, dass Sandra sehr viel Freude bei der Anleitung hatte und ihr Selbstbewusstsein durch mein entgegengebrachtes Vertrauen, sie selbstständig arbeiten zu lassen, täglich stieg.

Mein Hauptziel war es, Sandra die Methodenkompetenz zu vermitteln. Da Sandra eine zielstrebige, wissensbegierige Auszubildende ist, hatte ich sehr viel Erfolg Sandra´s und mein Ziel zu verwirklichen.

Für mich in meinem weiteren Leben als Praxisanleitung ist es wichtig, zu jeder Zeit ein offenes Ohr zu haben und ansprechbar zu sein, nicht als Autoritätsperson Lehrer oder Vorgesetzte zu gelten, sondern als Vertrauensperson und Vorbildfunktion in Kraft zu treten.

Meine Ziele für die Zukunft sind die Wichtigkeit aller Handlungskompetenzen den Auszubildenden und den werdenden Pflegefachkräften nahe zu bringen und zu fördern.

Ich möchte so viel wie möglich für unsere Auszubildenden da sein und sie in keinster Weise mit ihren Aufgaben und den damit verbundenen Stress alleine lassen. Dieses Gefühl erlebte ich in meiner eigenen Ausbildung zur staatlich anerkannten Pflegefachkraft in Mecklenburg-Vorpommern. Ich hatte einen Mentor der diesen schönen Beruf Praxisanleitung leider nur auf seinem Namensschild trug und nicht in seinem Herzen.

Seit dem wusste ich, dass ich Praxisanleiterin werden möchte mit dem Ziel das komplette Gegenteil zu werden wie mein damaliger Mentor. Und nun seit dem ich in der Funktion als Praxisanleitung tätig bin und positive Rückmeldungen von unseren Auszubildenden bekomme, kann ich mit einem Lächeln sagen: „Ich bin eine gute Praxisanleitung geworden trotz der schlechten Vorbildfunktion meines Mentoren in meiner Ausbildung."

Quellenverzeichnis

http://www.google.de/imgres?imgurl=http://www.grundig-akademie.de/projekte/quali/getrain/e07/vierst.jpg&imgrefurl=http://www.grundig-akademie.de/projekte/quali/getrain/e07/e07_10.htm&h=738&w=490&sz=20&tbnid=n mZatwj4aCGICM:&tbnh=90&tbnw=60&prev=/search%3Fq%3Dvier%2Bstufen%2Bm odell%26tbm%3Disch%26tbo%3Du&zoom=1&q=vier+stufen+modell&usg=_- GFDAM-_kLEqgttqTnHO0Myjhw8=&sa=X&ei=EghGT6ipDo¯AswbrsN2aCw&ved=0CEUQ9Q EwAw&dur=392

http://de.wikipedia.org/wiki/Zunge , Seite 1, März 2011

http://www.passail.eu/krankenpflege/mundpflege.htm , Seite 2, März 2011, ''Pflege Heute'' - Urban & Fischer Verlag – ISBN 3-437-55030-6

Verlag Dr. Büchner, F. / Handwerk und Technk GmbH – Zenneck (Hrsg.) Altenpflege in Lernfeldern – Pflegepraxis und medizinische Grundlagen – Spezielle Mundpflege – Pflegestandard, Seite 2, Seite 3, März 2011

Franz, M. – Juni 2010 – Fortbildung für Pflegende – Mundpflege Soor- und Parotitisprophylaxe – Seminarunterlagen der Senioren – Wohnanlage Mümmelmannsberg, Seite 1, Seite 2

www.pflegewiki.de/wiki/Vier-Stufen_Methode_der_Anleitung

www.projekt-eloq.de/didaktische-szenarien/didaktische-szenarien/handlungskompetenzen

www.philognosie.net/index.php/article/articleview/163/

http://www-user.tu-chemnitz.de/nean/Alte%20Unterlagen%202001/T&M-Zusammenfassung.pdf

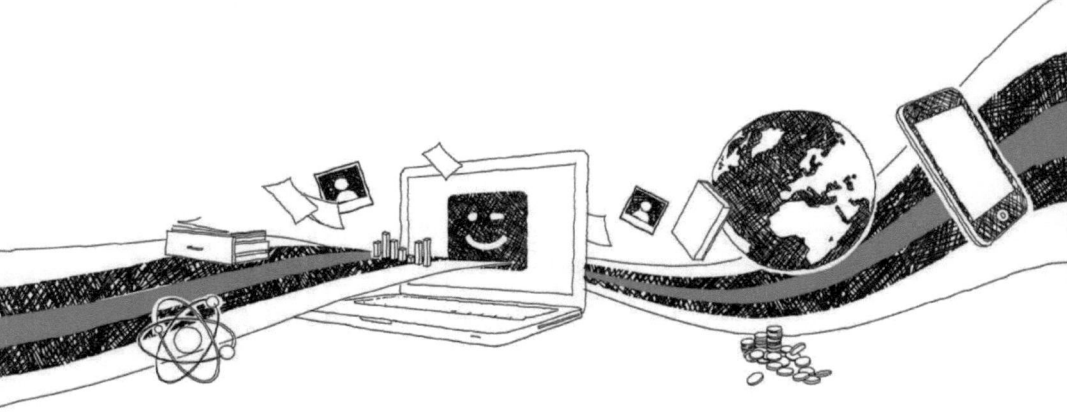
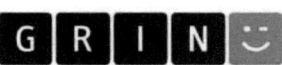